AF245949

CHIMIE BIOLOGIQUE APPLIQUÉE

ÉTUDE CRITIQUE ET EXPÉRIMENTALE

SUR

LES MÉTAMORPHOSES

DE

LA MATIÈRE COLORANTE DU SANG

(Valeur des injections sous-cutanées de sang)

PAR

Le Dr Paul CAZENEUVE

PARIS

IMPRIMERIE DE VICTOR GOUPY

71, RUE DE RENNES, 71

1877

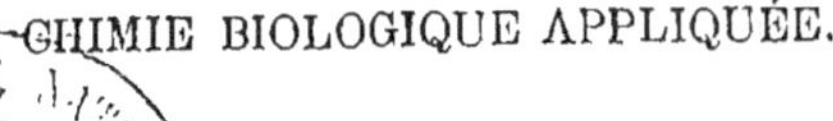

ÉTUDE CRITIQUE ET EXPÉRIMENTALE

SUR LES MÉTAMORPHOSES

DE

LA MATIÈRE COLORANTE DU SANG

(Valeur des injections sous-cutanées de sang)

Par le Dr Paul. CAZENEUVE.

I.

HISTORIQUE

La vie chez les êtres vivants, se traduit dans son ensemble, comme Cl. Bernard l'a bien défini, par des phénomènes d'assimilation et de désassimilation. L'équilibre entre ces deux grands ordres de phénomènes est la base de l'évolution vitale, qui n'est, comme résultat final, qu'un vaste processus de synthèses et d'analyses chimiques. Mais ces synthèses, ces analyses ne s'accomplissent qu'avec le concours d'un élément qui leur est indispensable, l'oxygène.

Tous les tissus, pour vivre, ont besoin de cet oxygène. Tous respirent: les muscles (Spalanzani), les reins, le cerveau (Paul Bert) absorbent l'oxygène

Dr CAZENEUVE.   1

avec beaucoup d'énergie et donnent en échange de l'acide carbonique.

Mais, au sein de l'organisme, comment les tissus se procurent-ils cet oxygène, puisqu'ils ne sont pas exposés au contact de l'air ? C'est la matière colorante du sang qui va le leur fournir.

Grâce aux ramifications du système circulatoire, la matière colorante du sang, chez les animaux supérieurs, arrive dans l'intimité des tissus, et leur fournit l'oxygène qu'elle est allée puiser dans l'organe pulmonaire.

Nous n'insisterons pas davantage sur le rôle physiologique important de la matière colorante du sang, pour ne pas sortir du cadre que nous nous sommes tracé. Contentons-nous de signaler cette affinité puissante pour l'oxygène, qui constitue une de ses propriétés caractéristiques, et résume une partie de son histoire physiologique.

L'hémoglobine sort du poumon à l'état d'oxyhémoglobine, puis revient par le système veineux à l'état d'hémoglobine réduite chargée d'acide carbonique.

Les métamorphoses physiologiques de la matière colorante du sang ne se bornent pas à ces simples variations dans le degré d'oxygénation.

Si nous jetons un coup d'œil sur les humeurs animales, nous trouvons que la bile élaborée dans le foie possède plusieurs matières colorantes, que l'urine contient aussi plusieurs pigments. Le pouvoir colorant de ces substances amène à soupçonner l'hémoglobine comme le point de départ de leur formation.

La pathologie appuie cette manière de voir. L'hématine n'est pas cristallisable, on le sait, mais toutes les fois que du sang est épanché dans les tissus d'un animal vivant, on voit apparaître au bout de quelques jours des cristaux microscopiques très-nets, quelquefois conformés en aiguilles, mais généralement en prismes obliques à base rhombe d'un rouge brun. Ces cristaux figurés et décrits pour la première fois par Everard Home en 1830, par Rokitansky en 1842, par Scherer en 1843, par Lebert en 1845, par Zwicky en 1846, ont été désignés en 1847 par Virchow, sous le nom d'hématoïdine. Charles Robin eut l'occasion de faire avec Riche l'analyse élémentaire de ce produit (1). Ces savants reconnurent ce fait très-important que l'hématoïdine diffère de l'hématine par du fer en moins et de l'eau en plus. Voilà donc un nouveau pigment dérivé directement de l'hématine au sein de l'organisme et qui est sans doute un acheminement vers des modifications plus profondes encore. D'ailleurs l'analyse élémentaire a montré que l'hématoïdine était un homologue de la bilirubine de la bile, d'après Stœdeler et Holm. Hoppe Seyler même prétend que l'hématoïdine est complétement identique à la bilirubine (2), contrairement à l'opinion de Stœdeler et Holm.

Ces faits ont besoin d'être approfondis aussi bien qu'il serait important de préparer directement l'hématoïdine aux dépens de l'hématine.

La pathologie enseigne que, dans certains cas d'ictère, rien ne peut expliquer la présence du pigment biliaire dans le sang, aucun obstacle ne s'opposant au cours normal de la bile. De là l'opinion émise par Kühne que, dans certaines conditions données, les acides biliaires formés dans le foie, éliminés par le canal cholédoque sont résorbés dans l'intestin. Une fois dans le sang, ils dissolvent un nombre plus ou moins considérable de globules rouges. La matière colorante du sang une fois mise en liberté, pense Kühne, se transforme, dans le sang même, en bilirubine.

(1) Ch. Robin. — Sur la composition de l'hématoïdine. Voir compte rendu de l'Académie des sciences, t. XVI, séance du 1er octobre 1855.

(2) Voir Hoppe Seyler. Traité d'analyse chimique appliquée à la physiologie: traduction Schlagdenhaufen, 1877, p. 242.

Toujours est-il qu'avant de conclure à l'existence de l'ictère hématogène, comme le veut Kühne, il faut une démonstration physiologique péremptoire. Et l'on pourra dire avec autant de raison que si les acides biliaires peuvent être résorbés par l'intestin, les pigments peuvent l'être aussi. Inutile donc d'invoquer une transformation de la matière colorante du sang. Mais toutes ces vues sont théoriques.

En 1859, Haummann injecte de l'eau distillée dans les veines jugulaires d'un animal. Cette eau détruit une certaine quantité de globules et met en liberté par suite de la matière colorante. Il remarque que les urines deviennent ictériques. De là il conclut que l'hémoglobine a été transformée en matière colorante biliaire éliminée par les urines.

En 1868, Naunyn reprend ces expériences, injecte de nouveau de l'eau distillée dans le torrent circulatoire et recueille les urines de l'animal ; mais il ne trouve point de pigment biliaire.

Il y a deux ans environ, Tarchanoff reprit ces expériences dans le laboratoire de Hoppe Seyler [1]. Il injecta dans la jugulaire d'un chien, 100 gr. d'une solution hémoglobine. Il recueille l'urine par les uretères et constate la présence du pigment biliaire. L'auteur conclut hardiment à la formation de ce pigment aux dépens de l'hémoglobine du sang.

Nous reviendrons dans notre analyse critique sur ces expériences.

Ajoutons que Zenker, Otto Funke ont prétendu transformer la matière colorante de la bile en matière colorante du sang, en la soumettant à l'action prolongée de l'éther.

Vulpian a contrôlé ces assertions et a reconnu leur peu de valeur. Il a constaté une décoloration

____

(1) Veber die bildung un Gallenpigment aus Blutfarbstaff in Thierkorper (Plugers. arch. 1874, p. 53-65.

de la bile dans ces conditions, mais nulle formation de cristaux colorés.

Rappelons également les expériences de Steiner, qui injecta de l'eau dans le système circulatoire des lapins en vue également de confirmer la formation de bilirubine. Il fit ces injections en quantités croissantes (10 cent. cubes, puis 30, puis 50 c. cubes). Il a vu toutefois sur dix-sept cas passer la matière colorante du sang dans les urines. Mais il n'a constaté chez ces animaux aucun passage de matière colorante biliaire.

Naunyn fit également des injections de solutions d'hémoglobine sous la peau des chiens. Si la quantité ainsi injectée était faible, l'urine recueillie au bout d'un temps considérable, ne contenait ni matière colorante biliaire, ni matière colorante du sang ; — si la quantité injectée était plus considérable, on trouvait de l'hémoglobine dans l'urine, mais aucune trace de matière colorante biliaire.

Nous venons de voir toutes ces tentatives faites pour résoudre la question de la transformation du pigment sanguin en pigment biliaire. Nous y reviendrons plus loin. On a également pratiqué des expériences pour prouver la transformation du pigment sanguin en pigment urinaire. Ajoutons que la pathologie semble *a priori* servir cette manière de voir.

Toutes les fois qu'une maladie amène une destruction rapide des globules sanguins, dont la matière colorante est appelée, par suite, à une résorption ; toutes les fois également qu'un vaste épanchement sanguin s'est effectué dans les tissus par une cause traumatique quelconque, on est témoin d'un phénomène constant, général, la coloration des téguments en jaune verdâtre et simultanément avec la disparition progressive de cette teinte, l'apparition dans les urines d'une proportion plus forte d'urobiline.

Dans le scorbut, dans les fièvres putrides, dans

l'empoisonnement par l'hydrogène arsénié, où la destruction des globules est très-rapide, l'hémoglobine elle-même apparaît dans les urines. Mais dans certaines affections dont la marche altérante des hématies est plus lente, on assiste d'une façon évidente à l'augmentation de l'urobiline dans l'urine.

Le 26 août 1875, M. Gubler communiquait à la Société médicale des hôpitaux une observation de colique de plomb avec jaunisse intense sans trace de pigment biliaire dans les urines. L'urobiline était seule très-augmentée (1).

M. Bouchard a constaté que l'urobiline devient très-abondante dans l'urine à la période des accidents aigus chez les saturnins : coliques, arthrite, encéphalopathie. Il croit à la destruction rapide des globules rouges, et explique ainsi la teinte ictérique de la peau avant l'élimination de la matière colorante par les voies urinaires (2). D'ailleurs les recherches numériques de M. Malassez sur les globules du sang concordent pleinement avec l'augmentation de l'urobiline dans l'urine. Le nombre des hématies peut diminuer de moitié dans ces cas.

M. le Dr Antonin Poncet, dans une thèse bien remarquable, a mis en relief ce fait, que la résorption de la matière colorante du sang dans le cas de vastes ecchymoses, suites de traumatisme, s'accompagne toujours d'une teinte ictéroïde des téguments, coïncidant avec l'augmentation progressive de l'urobiline dans l'urine, jusqu'à résorption complète de l'épanchement.

M. le Dr Antonin Poncet a fait précisément une série d'expériences dans lesquelles il se préoccupe de cette augmentation de l'urobiline par résorption et transformation de l'hémoglobine (3).

(1) Ictère hématique. *Union médicale*, 1855.
(2 Société de biologie, 6 déc. 1873. *Gazette hebdomad.* 1873.
(3) De l'ictère hématique traumatique, par le docteur Antonin Poncet, chez Masson. 1874.

M. le Dr Antonin Poncet a opéré sur des chats, des cobayes et des chiens. Il enfermait ces animaux dans une cage en toile métallique dont le plancher en tôle, formé par quatre plans inclinés, présentait à son centre une ouverture destinée à l'écoulement des urines. Une toile métallique à mailles serrées retenait les matières fécales.

Pour avoir un terme de comparaison, M. le Dr Antonin Poncet notait avec soin le volume et la coloration normale des urines, puis il pratiquait sous la peau de l'animal une injection de sang défibriné. Au bout d'un jour, il constatait une augmentation du pigment urinaire, à mesure que l'épanchement se résorbait.

Quatre expériences sont rapportées.

Dans une première expérience, M. Poncet prend un chat dont il recueille les urines de vingt-quatre heures pendant quatre jours. Il détermine leur coloration à l'aide du tableau de Vogel (1). Il les trouve rouge-jaune, et envisage cette coloration comme normale.

La moyenne des quatre jours lui donne 198^cc d'urine. Il injecte dans le tissu cellulaire spontané de l'animal 30 cent. de sang défibriné provenant d'un gros chat tué au moment de l'expérience.

Le lendemain, l'animal ne paraît nullement incommodé. Pas de bosses sanguines, pas d'empâtement, le sang a filtré au loin.

200^cc d'urine sont recueillis. L'urine est plus foncée que la veille : elle présente une teinte rouge-brun. Le lendemain 195^cc sont recueillis ; encore teinte rouge brun. Le jour suivant, l'animal a rendu 204^cc, présentant une teinte intermédiaire entre rouge-jaune et rouge-brun.

L'animal est tué accidentellement. M. Poncet constate à l'autopsie que le sang injecté n'est pas complétement résorbé, bien que la couche en fût

1) Voir planche de Neubauer, et Vogel, Traité des urines.

très-mince. A l'examen miscrocopique, l'ensemble de la préparation avait une teinte rouge-brique ; toute apparence globulaire avait disparu, et au milieu des granulations colorées, ajoute M. Poncet, on voyait ces cristaux d'hématoïdine.

Une seconde expérience pratiquée chez un autre chat donna à peu près des résultats.

M. Poncet a fait également des expériences sur des cobayes ; mais elles ne lui ont pas donné des indications concluantes, par cela même que l'urine lactescente de ces animaux, dit-il, était traitée par l'acide azotique pour l'éclaircir, acide amenant des changements de coloration par oxydation.

Dans une troisième expérience, le même expérimentateur injecte 110 cent. cubes de sang d'abattoir défibriné chez une chienne boule-dogue, dans le tissu cellulaire spontané en quatre points différents du corps.

Au moment de l'expérience, l'animal émet quelques centimètres cubes d'urine que l'on peut recueillir. Sa coloration était jaune ; elle correspondait au n° 3 du tableau de Vogel. Temp. rect. 40°.

Neuf heures après l'injection, l'animal est abattu, se meut difficilement et paraît malade. On ne recueille que quelques gouttes d'urine qui ont une teinte plus foncée. La coloration est rouge-jaunâtre. Temp. rect. 40° 5/10.

Le lendemain, l'animal est couché sur le dos, il ne fait aucun mouvement. A la fin de la journée, on recueille 200 cent. d'urine présentant une coloration rouge-brun.

Vingt-quatre heures après, l'animal mourait dans le véritable collapsus de la dernière période septicémique. Le sang d'abattoir injecté avait subi probablement un commencement de putréfaction.

Une autre expérience pratiquée sur un autre chien donna des résultats identiques. L'animal périt avec la fièvre dans le collapsus. L'urine était plus foncée le lendemain de l'injection.

— 9 —

Nous reviendrons sur ces expériences et en
estimerons la valeur dans notre analyse critique.

Connaissances chimiques. — La chimie est venue
très-heureusement en aide à la physiologie pour
établir les relations des pigments urinaires avec la
matière colorante rouge du sang, ou avec la bilirubine de la bile.

En précipitant l'urine par l'acétate triplombique
et décomposant le précipité par l'acide sulfurique
mélangé d'alcool, Jaffé reconnaît l'existence d'un
corps particulier présentant des réactions spectrales nouvelles. Il l'appelle urobiline (1).

Le même auteur reconnaît qu'en faisant réagir
l'acide chlorhydrique sur la bile, il obtient un
corps identique.

Plus tard, Maly trouve que l'action réductrice de
l'amalgame de sodium sur la bilirubine ou la biliverdine fait naître un composé identique au précédent (2). Il l'appelle hydrobilirubine.

Pour préparer cette substance, Maly met la bilirubine en suspension dans l'eau, ajoute des frag-
ments d'amalgame de sodium et chauffe modéré-
ment au bain-marie. Il sépare le mercure et ajoute
à la liqueur de l'acide chlorhydrique ou de l'acide
acétique jusqu'à précipitation. Il sépare des flocons
bruns à l'aide du filtre, et ajoute à la liqueur du
sulfate de zinc, puis de l'ammoniaque, dans le but
de précipiter la petite quantité de matière qui a pu
rester en solution. Le précipité brun-rouge est lavé
soigneusement à l'eau.

Hoppe-Seyler, en faisant réagir l'acide chlorhydrique et l'étain sur la matière colorante du sang,
obtient également cette hydrobilirubine qui est de
la bilirubine plus une molécule d'hydrogène et une
molécule d'eau.

(1) Arch. f. pathol. anat. t. LXVII, p. 405.
(2) Ann. chim. pharm. CLXI, p. 368 — CLXIII f. 77.

Les solutions acides d'hydrobilirubine ou urobiline examinées au spectroscope présentent une raie d'absorption, à contours mal définis, située à égale distance entre B et F, et se dégradant insensiblement vers F. La raie se rapproche un peu plus de B quand on emploie les solutions alcalines.

Maly présume que l'hydrobilirubine se forme dans le tube intestinal aux dépens de la bilirubine, qu'elle passe dans le sang pour être excrétée ensuite par les reins. Cet auteur prétend l'avoir trouvée dans le sérum du sang, mais il est possible qu'il l'ait confondue avec la lutéine dont la bande d'absorption se trouve située sur la raie F (1).

Ajoutons, pour compléter l'histoire des relations des pigments animaux entre eux, que la biliverdine, pigment biliaire dérivé de la bilirubine par oxydation et hydratation, se transforme également en hydrobilirubine ou urobiline par l'action de l'amalgame de sodium et l'action de l'étain en présence de l'acide chlorhydrique.

En résumé, l'hématine et la bilirubine peuvent être transformées en urobiline d'après Hoppe-Seyler et Maly. Mais on n'a pas réussi à transformer la matière colorante du sang, l'hématine en bilirubine.

Ce point important reste à être éclairci.

Nous ne voulons pas terminer cet historique des connaissances physiologiques et chimiques sur les transformations de la matière colorante du sang, sans rappeler un travail de M. le docteur Horand, de Lyon (2), dans lequel l'auteur prétend que l'hématine, au sein de l'organisme, par suite d'une

(1) La lutéine est la matière colorante jaune du jaune d'œuf, qui se retrouve aussi dans les *corps jaunes*.

(2) Recherches expérimentales sur l'action physiologique de l'hématine par M. le docteur Horand; mémoire présenté à l'Académie de médecine, le 17 février 1874.

sorte de retour synthétique, redeviendrait hémoglobine, servirait ainsi directement à la formation
de nouveaux globules sanguins. Il suffirait d'injecter, chez un animal, une solution d'hématine pour
augmenter la richesse du sang en hémoglobine.
L'hématine, au lieu de constituer une première
phase de déchéance, qui doit aboutir aux pigments
biliaires et urinaires, au lieu de constituer une
sorte d'excrémentum de la matière colorante du
sang, serait susceptible de métamorphose régres-
sive, si je puis parler ainsi.

Voici, en quelques mots, les expériences de M. le
docteur Horand :

Cet expérimentateur constate premièrement que
l'hématine se dissout dans le suc intestinal. L'al-
calinité de cette humeur explique cette dissolution.
Deuxièmement, il reconnaît que l'hématine est
absorbée. La lymphe recueillie par le canal thora-
cique d'un chien qui a avalé de l'hématine, est
plus colorée que celle d'un chien en simple diges-
tion d'aliments privés d'hématine.

Le sang d'un animal nourri pendant dix jours
avec des aliments additionnés de 0,40 d'hématine,
ne présente aucune trace de cette hématine en dissolution dans le sérum, à l'examen spectroscopique.

Injectée en solution alcaline dans la jugulaire
d'un chien, cette hématine, un quart d'heure après,
ne figure plus dans le sérum.

Du sang additionné d'une solution alcaline d'hématine et convenablement étendu d'eau, ne donne
au spectroscope que les bandes de l'hémoglobine.

Des solutions d'hémoglobine très-étendues d'eau,
ne donnant au spectroscope que faiblement les
bandes caractéristiques, sont additionnées de solutions alcalines d'hématine. On constate que la
bande caractéristique des solutions alcalines d'hé-

matine apparaissant d'abord, disparaît presque aussitôt pour renforcer l'hémoglobine. De là ces conclusions : *L'hématine se transforme donc dans le sang en hémoglobine.*

Nous reviendrons dans la partie expérimentale de notre travail, sur ces expériences qui nous paraissent mal interprétées et sur ces conclusions, à notre sens, parfaitement erronées.

Nous terminons là cet aperçu historique sur les relations des principaux pigments animaux entre eux. Montrant les prévisions, les vues *à priori*, tirées de l'étude clinique des maladies, nous avons retracé les recherches expérimentales physiologiques exécutées dans le sens de cet important problème, et jeté un coup d'œil sur l'aide puissant des moyens chimiques, qui ont si vivement éclairé la question.

Dans les articles suivants nous présenterons de nouvelles recherches sur ce sujet, et une étude critique propre à expliquer les résultats contradictoires obtenus par certains expérimentateurs.

II.

ÉTUDE EXPÉRIMENTALE.

L'étude générale des expériences faites jusqu'à ce jour pour trancher la question des transformations de la matière colorante du sang au sein de l'organisme vivant, se résume en trois groupes distincts.

1° Expériences tendant à prouver que, dans le torrent circulatoire, l'hémoglobine peut se transformer en bilirubine.

2° Expériences faites pour démontrer la transformation de l'hémoglobine en urobiline.

3° Expériences propres à mettre en évidence le retour possible de l'hématine à l'état d'hémoglobine.

Les procédés d'expérimentation suivis ont consisté à injecter du sang dans le tissu cellulaire sous-cutané, à injecter dans le système circulatoire de l'eau pour dissoudre l'hémoglobine.

Nous avons entrepris une série d'expériences pour confirmer ou infirmer les résultats rappelés brièvement dans notre historique. Elles consistent en injections de sang dans le tissu cellulaire souscutané, en injections d'hématine également dans ce tissu cellulaire, et examen méthodique de la nature et de la quantité de pigment urinaire rendu.

Nous avons expérimenté sur des lapins qui nous ont semblé plus propices que bien d'autres pour ce genre d'expériences. Ils ont l'habitude de la cage. Des chiens retenus étroitement en captivité pour recueillir les urines, souffriraient dans ces conditions et pourraient donner des produits d'excrétion modifiés par ce régime de contrainte. On a vu des chiens émettre des urines ictériques sans avoir subi aucune expérience (Vulpian).

D'autre part, les matières fécales des lapins, parfaitement moulées, peuvent être retenues par une grille convenable sans souiller les urines.

Voici les conditions générales dans lesquelles nous avons opéré. Nous avons toujours soumis simultanément à l'expérimentation, 2 lapins. L'un servant de témoin était exposé aux mêmes influences que l'autre. Ce dernier recevait en plus le pigment sanguin.

Toute variation dans la coloration des urines pouvait être justement imputée à la seule variable intervenue : la matière colorante du sang.

Ajoutons que ces lapins de même poids étaient alimentés d'une façon identique et régulière, avec du chou et du son de froment.

Nous avons fait construire pour nos expériences une cage en bois divisée en deux par une cloison. Chaque compartiment reçoit un des deux lapins. Le fond de cette cage est une grille à mailles suffisamment étroites pour retenir les matières fécales et suffisamment larges pour ne point retenir les urines par l'effet de la capillarité.

Sous cette grille de chaque compartiment s'adapte un entonnoir de zinc à quatre plans inclinés, amenant par un orifice central les urines dans un vase gradué.

Nous rapportons ici nos observations avec un scrupule tout brutal, nous en réservant ensuite la discussion.

Expérience I.

Le 10 février 1877, nous mettons dans notre cage 2 lapins, que nous laissons 2 jours au repos.

12 février. — Injection chez le lapin A dans le tissu cellulaire sous-cutané de 10 cc. de sang de porc défibriné. Nous pratiquons l'injection en 5 points différents sous la peau du dos avec une seringue de Pravaz. Le sang a été préalablement additionné afin de combattre tout germe de putridité de 5 gouttes de glycérine phéniquée à 1 %.

Injection chez le lapin B en 5 points différents sous la peau du dos de 10 cc. d'une solution albumineuse, additionnée aussi de 5 gouttes de glycérine phéniquée. Cette injection d'albumine a pour but de mettre le lapin B dans les conditions du lapin A, moins la matière colorante du sang.

13 février. — Lapin A a rendu 80 cc. d'urine. Lapin B a rendu 320 cc. d'urine.

Nous ramenons les 80 cc. à 320 cc. par addition d'eau distillée, afin d'apprécier la quantité de matière colorante dans des conditions de dilution identiques. Nous ferons chaque fois cette opération et n'y reviendrons plus.

Nous filtrons les urines toujours lactescentes chez les lapins, chargées de carbonate de chaux.

Nous comparons les colorations dans des récipients de même volume.

Nous constatons une teinte jaune-clair, identique pour les deux lapins.

Pas trace de pigments biliaires ni d'albumine.

14 février. — Lapin A a rendu 104 cc. d'urine.
          Lapin B   —   210 cc. —
Coloration identique. Toujours pas d'albumine, ni de pigments biliaires.

15 février. — Lapin A a rendu 150 cc. d'urine.
          Lapin B   —   146 cc. —
Coloration identique jaune-clair. Pas de pigment biliaire ni d'albumine.

Le lapin A est sacrifié et autopsié. Nous constatons de larges plaques sanguines qui ont complétement l'aspect primitif du sang injecté. Nous ne trouvons pas une gamme de coloration variant du bleu au vert, au jaune, comme dans les ecchymoses chez l'homme, suite de traumatisme. Ce fait est important à signaler; nous y reviendrons dans la discussion de nos expériences.

EXPÉRIENCE II.

20 février. — Nous prenons deux lapins de même poids A′ et B′.

22 février. — Injection de 20 cc. de sang défibriné chez le lapin A′ dans le tissu cellulaire sous-cutané du dos. Injection de 20 cc. d'une solution de blanc d'œuf chez le lapin B′ dans les mêmes conditions.

23 février. — Lapin A' rend 105 cc. d'urine.
Lapin B' rend 140 cc. d'urine.
Coloration identique. Pas de pigments biliaires ni d'albumine.

24 février. — Lapin A' rend 125 cc. d'urine.
Lapin B' rend 110 cc. d'urine.
Coloration identique, pas de pigments biliaires ni d'albumine.

25 février. — Lapin A' rend 160 cc. d'urine.
Lapin B' rend 140 cc. d'urine.
Urine de lapin A' légèrement plus foncée que celle du lapin B'. — Pas de pigments biliaires ni d'albumine.

26 février. — Lapin A' rend 155 cc. d'urine.
Lapin B' rend 180 cc. d'urine.
Urine du lapin B' plus foncée que celle du lapin A'. Pas de pigments biliaires ni d'albumine.

Le lapin A' est sacrifié et autopsié. Nous trouvons encore les mêmes plaques sanguines que précédemment, sans phénomènes de coloration particulière. Au microscope, nous trouvons les globules sanguins partiellement détruits, la matière colorante partiellement résorbée mais sans modification chimique locale.

Expérience III.

Le 27 février. — Nous prenons 2 lapins de même poids C et D.

28 février. — Nous recueillons 100 cc. d'urine du lapin C et 98 cc. du lapin D.
Coloration identique.

1er mars. — Nous recueillons 180 cc. d'urine du lapin C et 190 cc. du lapin D. Coloration identique toujours en prenant soin, par une addition d'eau de ramener à des volumes égaux.

Injection sous-cutanée chez le lapin C de 1 centigr. Hématine pure en dissolution dans 5 gr. d'eau à la faveur de 0,05 centigr de soude.

Injection sous-cutanée chez le lapin D de 0,50 centigr. de soude dissoute dans 5 grammes d'eau distillée. L'injection est pratiquée avec une seringue de Pravaz en différents points du dos.

2 mars. — Lapin C a rendu 200 cc. d'urine.
Lapin D — 195 cc. —
Les 2 urines égalisées en volume par addition d'eau, présentent *une coloration identique*. Pas d'albumine, pas de pigments biliaires.

3 mars. — Lapin C a rendu 150 cc. urine.
Lapin D — 180 cc. —
Coloration identique. Pas de pigments biliaires ni d'albumine.

4 mars. — Lapin C a rendu 100 cc. urine.
Lapin D — 200 cc. —
Coloration à peu près identique. Urine du lapin C légèrement plus foncée. Pas de pigments biliaires ni d'albumine.

5 mars. — Nouvelle injection sous-cutanée chez le lapin C de 5 centigr. d'hématine, dans les mêmes conditions que précédemment. Injection sous-cutanée chez le lapin D d'une simple solution de soude dans l'eau distillée, en quantité égale à celle injectée chez C, moins la matière colorante.

6 mars. — Lapin C a rendu 200 cc. urine.
Lapin D — 160 cc. —
Coloration identique.

7 mars. — Lapin C a donné 160 cc. d'urine.
Lapin D — 130 cc. —
Coloration identique.

CAZENEUVE,

8 mars. — Lapin C a rendu 200 cc. d'urine.
Lapin D   —   100 cc.   —

L'urine du lapin D, c'est-à-dire du lapin qui n'a pas reçu d'hématine présente une teinte légèrement plus foncée.

Nous sacrifions et autopsions le lapin C afin de vérifier si l'absorption de notre matière colorante est complète. Nous reconnaissons des plaques sous-cutanées de matière colorante brunâtre, plaques se diffusant dans les parties voisines du point où l'injection a été pratiquée. Au microscope nous constatons des plaques de matière colorante jaune brunâtre qui imprègnent les fibres et noyaux du tissu conjonctif, sans indice de précipitation, ni de cristallisation.

Dans certains points sous-cutanés où les injections ont été pratiquées, nous constatons le tissu cellulaire comme œdématié. A l'aide du scalpel, nous faisons sourdre le liquide retenu dans les aréoles du tissu conjonctif; nous le recueillons et examinons ses caractères. Il n'a plus la teinte dichroïque des solutions alcalines d'hématine. Il est albumineux : chauffé, il se coagule, se décolore. L'alcool précipite la matière colorante avec l'albumine. L'analyse spectrale ne donne plus la bande caractéristique des solutions alcalines d'hématine. Faisant porter la raie du sodium sur le 100 micrométrique du spectroscope de Duboscq, nous constatons tout simplement une absorption qui part de 115 pour s'accentuer davantage vers 135.

Il faut avoir bien soin en recueillant le liquide de n'atteindre aucun vaisseau. Il suffirait d'une trace d'hémoglobine pour obtenir les 2 bandes caractéristiques de cette dernière, au sein de l'autre matière colorante qui n'a aucun pouvoir spectral, et est probablement un produit de destruction de l'hématine.

Expérience IV.

14 mars. — Nous prenons 2 lapins E et F que nous soumettons à une nourriture identique comme précédemment.

2 jours d'expectation.

16 mars. — Lapin E reçoit 1 gr. d'hématine en 10 injections sous-cutanées en différents points du dos. La solution est faite dans 10 cc, d'eau distillée contenant 0,50 centigr. de soude.

Le lapin F reçoit cette même solution de soude, mais exempte de matière colorante.

17 mars. — Lapin E a rendu 80 cc. d'urine.
Lapin F a rendu 220 cc. d'urine.

Les urines du lapin E sont notablement plus foncées que celles du lapin F. Mais nous remarquons que le le lapin E mange peu, répond peu aux excitations.

Le lapin F est alerte, vif, mange avec appétit.

18 mars. — Lapin E trouvé mort dans la cage. Il n'a rendu que 25 cc. d'urine. Le lapin F a rendu 200 cc. Ni albumine, ni pigments biliaires dans les 2 urines. Les 25 cc. ramenés à 200 cc. par de l'eau distillée présentent une teinte moins foncée que les urines du lapin F.

Autopsie. — Nous trouvons tout le tissu cellulaire sous-cutané de la région dorsale fortement œdématié, retenant dans tous les points une grande quantité de pigment. Ce liquide nous offre tous les caractères du liquide trouvé dans l'autopsie de l'Expérience III : absence de teinte dichroïque, absence de bandes d'absorption au spectroscope dans les parties non mélangées de sang et recueillies avec soin, présence de l'albumine. — Absence de cristaux au microscope.

EXPÉRIENCE V.

26 mars. — Nous avons cherché dans cette expérience à injecter la plus grande quantité d'hématine possible sous le plus petit volume, afin d'éviter les désordres que semblaient avoir occasionné dans l'expérience précédente, les injections multiples.

Un lapin G reçoit 10 centigr. d'hématine dissous dans 1 cc. d'eau distillée à la faveur de 50 centigr. de soude. Un autre lapin H de même poids reçoit 0,50 de soude en dissolution dans 1 cc. d'eau distillée.

27 mars. — Lapin G a rendu 115 cc. d'urine.
       Lapin H   —   70 cc. —
Coloration identique.

28 mars. — Lapin G a rendu 130 cc. d'urine.
       Lapin H   —   170 cc. —
L'urine du lapin H, c'est-à-dire non soumis à l'action de l'hématine, est légèrement plus foncée que l'autre.

29 mars. — Lapin G a rendu 65 cc. d'urine.
       Lapin H   —   320 cc. —
Le lapin H, comme le jour précédent, a excrété plus de matière colorante que le lapin G. Nous constatons que lapin G a maigri, qu'il mange moins que les premiers jours. Le lapin H est bien portant.

30 mars. — Lapin G a rendu 55 cc. d'urine.
       Lapin H   —   310 cc. —
Coloration identique.
Dans cet examen journalier, nous n'avons constaté encore ni pigments biliaires ni albumine.

Autopsie. — Nous sacrifions le lapin G et l'autopsions. Nous ne trouvons plus l'œdème signalé dans la nécropsie précédente. Le point où a été prati-

quée l'injection est plus vascularisé, nous trouvons
des dépôts pigmentés sous forme de coagula. Au
microscope, nous ne trouvons pas de cristaux,
mais simplement des granulations albumineuses
colorées ; pas de pus.

La matière colorante avait en majeure partie
disparu et cependant notre observation journalière
ne nous a permis de constater aucune augmentation chez le lapin G de pigments urinaires.

III.

ÉTUDE CRITIQUE.

Dans nos deux premières expériences, nous avons
injecté dans le tissu cellulaire sous-cutané d'un
lapin, du sang pur défibriné. Nous n'avons noté,
en suivant jour par jour la sécrétion urinaire de
l'animal, aucune augmentation de pigments urinaires, comparativement avec un autre lapin, mis
dans des conditions d'expérimentation identiques,
moins la matière colorante du sang injectée chez le
premier animal. D'un autre côté, à l'autopsie nous
trouvons sous la peau des plaques rouges sanguines
parfaitement uniformes. Rien ne rappelle cette
gamme de coloration variant du rouge au bleu
verdâtre, au jaune verdâtre, au jaune, que l'on
trouve dans les ecchymoses, suites de traumatisme
chez l'homme. A mesure que l'épanchement sanguin sous-cutané, amené par une forte contusion
se résorbe, on voit la surface contuse présenter des
variations de couleurs qui indiquent, à coup sûr,
une réaction chimique. La matière colorante du

sang présente ces teintes qu'elle prend *in vitro*, soit par l'action des alcalis, soit par l'action de l'eau oxygénée. Mais il est incontestable que l'attrition des tissus dans ces vastes ecchymoses est l'occasion d'un état inflammatoire local qui a son influence réelle sur les métamorphoses de la matière colorante du sang. L'injection sous-cutanée de sang, chez un animal, ne reproduit pas du tout les conditions pathologiques de l'épanchement sanguin par traumatisme.

Aussi avons-nous trouvé chez nos lapins A et A' une résorption lente de l'hémoglobine, qui ne paraît subir aucune modification chimique locale, et semble au contraire être absorbée et utilisée par l'animal, comme dans le fait d'une simple transfusion.

D'ailleurs, nous rencontrons dans la pathologie elle-même des faits qui prouvent que les modifications subies par la matière colorante dans les ecchymoses, tiennent à un état local inflammatoire des tissus contus. Dans le purpura, nous notons des extravasats sanguins sous-cutanés sans que la matière colorante soit en rien altérée. Dans le scorbut de même. Dans la variole hémorrhagique, on trouve la pustule auréolée d'une diffusion sanguine qui présente seulement les caractères brunâtres du sang veineux de l'hémoglobine réduite. On ne trouve pas les gammes de coloration signalées dans les épanchements sanguins, suite de contusion, sur lesquels, nous le répétons, l'état inflammatoire local paraît avoir une influence toute spéciale.

Les injections sous-cutanées de sang doivent donc être rejetées pour prouver l'ictère hématique traumatique. D'un autre côté faire une contusion à un animal et reconnaître les phénomènes consécutifs signalés chez l'homme au point de vue de l'émission de la matière colorante, serait un contrôle expérimental de peu de valeur. On tournerait jusqu'à un certain point dans un cercle vicieux. Il faudrait pouvoir mettre en relief des résultats immédiats de la matière colorante du sang, indépendamment des phénomènes réflexes occasionnés par le fait même du traumatisme. Il est certain, en effet, qu'un malade dont une partie du tronc, ou tout un membre a été contus, est dans un état général maladif. Généralement il a un mouvement fébrile ; ses combustions sont plus actives ; ses produits d'excrétion peuvent être modifiés, et la matière colorante de l'urine, par cela seul, augmentée.

D'un autre côte, poussant plus loin notre examen critique, nous dirons que, pour donner une appréciation rigoureuse de la quantité de matière colorante urinaire émise, et surtout pour être autorisé à mesurer la quantité de matière colorante du sang détruite, à l'échelle de l'intensité colorante de l'urine, il faudrait être sûr que le pigment urinaire est unique. Or toutes les analyses, même superficielles, des urines tendent à prouver que ces pigments sont multiples et différents. On sait que l'uroérythrine, que l'uroxanthine sont des principes dont on ne peut contester l'individualité en tant qu'espèces chimiques ; ces matières figurent en quantité variable, aussi bien dans l'état physiologique que dans les états pathologiques. Il suffit d'un œil exercé pour reconnaître qu'une urine fébrile, même étendue d'eau, ne répond jamais à la couleur d'une urine normale. L'urine fébrile conserve toujours un ton rougeâtre que l'on ne trouve pas dans les urines jaune-clair d'un homme en bonne santé. D'ailleurs d'après Hoppe-Seyler, l'urobiline ne serait pas le pigment normal de l'urine, elle en serait un produit d'oxydation, trouvée fréquemment, il est vrai, dans les urines fébriles.

La précision analytique qualitative et quantitative des pigments urinaires serait indispensable pour tirer des conclusions rigoureuses sur les transformations physiologiques de la matière colorante du sang.

Quant à dire que les présomptions du docteur Antonin Poncet sur l'origine de son ictère hématique ne sont pas fondées, nous nous garderions de poser de pareilles conclusions. La teinte jaune de la peau pendant la période de résorption de l'épanchement sanguin sous-cutané indique évidemment la diffusion d'une matière colorante jaune, indépendante des pigments biliaires, puisque ces derniers si faciles à caractériser ne figurent jamais dans l'urine dans les cas rapportés par le docteur Poncet. Cette matière colorante jaune dérive très-probablement de la matière colorante du sang, puisqu'on peut suivre l'épanchement sanguin, dans sa gamme de coloration depuis le bleu ardoisé, le bleu verdâtre, jusqu'à la teinte jaune très-accusée sur les limites du point contus.

Mais quelle est cette matière colorante ? M. Gubler l'appelle hémaphéine. Il en a prouvé cliniquement l'existence dans certains cas pathologiques liés à la destruction rapide des globules rouges. Ce pigment, cette hémaphéine est-elle le pigment urinaire ou un des pigments urinaires ? Est-elle un état transitoire de métamorphose entre la matière colorante du sang et les pigments urinaires ? G. Simon, de Berlin, a isolé cette hémaphéine, prétend-il, mais il n'a donné aucune analyse chimique sérieuse. Cette étude est à reprendre.

Nous remarquerons maintenant, au point de vue de la formation des pigments biliaires, que les injections sous-cutanées de sang ne nous ont donné aucune trace de ces pigments.

Les expérimentateurs allemands, nous l'avons dit dans notre historique, sont arrivés à cet égard à des résultats contradictoires. Haumman injecte de l'eau distillée dans les veines, trouve de la bile dans les urines, 1859. Naunyn refait ces expériences, ne trouve pas de bilirubine dans les urines, 1868. Tarchanoff reprend ces expériences, injecte de l'eau dans le système veineux, recueille les urines *par les uretères*, et trouve de la bile, 1874. Ces résultats différents s'expliquent. D'abord M. Vulpian a remarqué que les chiens à l'état normal pouvaient rendre de la bilirubine par les urines. A plus forte raison, le fait de l'opération peut-il amener des troubles généraux et amener l'apparition de pigments biliaires. Tarchanoff surtout recueille les urines par les uretères. Les blessures faites à l'animal ne suffisaient-elles pas pour retentir sur la sécrétion hépatique et amener une résorption biliaire ?

Il est donc de haute importance, dans les expériences délicates de ce genre, d'éviter les troubles généraux occasionnés par les opérations.

Il serait une expérience à tenter qui peut-être serait affirmative à l'égard de la transformation de la matière colorante du sang. On sait que l'on pratique une transfusion de sang avec la plus grande facilité chez un animal, qui trouve dans cet apport de fluide nourricier les mêmes ressources physiologiques que dans son propre sang. Il serait curieux de voir si, chez un animal bien portant, une transfusion exagérée de sang n'amènerait pas une augmentation de pigments urinaires ou production de pigments biliaires. Etant admis, en effet, à l'état normal, l'équilibre physiologique d'assimilation et de désassimilation, de formation de matière colorante du sang et de destruction de cette matière colorante du sang, on pourrait chercher par une transfusion à augmenter brusquement l'apparition de matière colorante dans l'organisme, et voir si le processus destructif tendant à rétablir l'équilibre, amènerait une production exagérée de pigments urinaires, ou l'apparition de pigments biliaires. Les inductions tirées de cette observation seraient peut-être jusqu'à un certain point justifiées.

Si les injections sous-cutanées de sang n'ont pas déterminé l'augmentation du pigment urinaire, il faut peut-être rapporter cet insuccès aux fonctions propres de ce tissu. Chaque tissu, chaque organe ont leur fonction. Le tissu sous-cutané, par exemple, que tous les expérimentateurs ont choisi, et que nous avons choisi nous-même pour contrôler leurs assertions, ne remplace probablement pas, au point de vue fonctionnel, l'organe formateur des pigments biliaires et urinaires. Si l'absorption des matières colorantes injectées sous la peau était rapide, on n'inférerait rien de l'action particulière et spéciale du tissu cellulaire sur ces matières ; mais nous avons vu, au contraire, par les autopsies, que cette résorption est très-lente, et ne s'effectue qu'après des modifications locales probables, dont nous ne pouvons encore saisir le secret.

Sous l'empire de préoccupations théoriques, nous avons injecté dans le tissu cellulaire des lapins des solutions d'hématine. Nous espérions, pour ainsi dire, faciliter la tâche à l'organisme, en lui donnant le pigment sanguin sous un état plus simple que l'hémoglobine, en lui fournissant cet élément qui offre des relations si étroites avec l'hématoïdine et la bilirubine. Or nous n'avons trouvé ni pigments biliaires ni augmentation de pigment urinaire. Dans l'expérience IV, nous avons rencontré dans les urines du lapin soumis à l'influence de l'hématine, une augmentation de matière colorante ; mais il faut évidemment rapporter cette augmentation à un état maladif. Ce lapin ne mangeait plus et périssait quelques heures plus tard. Dans d'autres expériences, nous avons vu le lapin qui n'avait pas reçu d'hématine excréter au contraire plus de matière colorante. En un mot, rien ne ressort de ces expériences en faveur de la transformation de l'hématine en pigments urinaires ou biliaires. L'hématine subit dans le tissu cellulaire sous-cutané une modification qui s'accuse par la perte de la bande spectroscopique ; mais à quel terme final aboutit cette première modification, c'est ce que nous ignorons encore.

Nos conclusions cependant nous semblent avoir

une valeur critique sérieuse à l'égard des expériences nombreuses qui ont été pratiquées pour résoudre la question : *Les injections sous-cutanées d'hémoglobine ou d'hématine n'apportent aucune modification dans la sécrétion des matières colorantes urinaires.*

La question de la transformation physiologique de la matière colorante du sang en pigments biliaires et urinaires est donc toujours pendante, aucune expérience sérieuse ne me paraissant jusqu'à ce jour avoir résolu la question.

Nous nous en tenons donc aux présomptions théoriques qui nous font grouper ensemble des principes dont le caractère commun est d'être colorés. Si l'analyse chimique n'était pas venue en aide à la physiologie, de manière à montrer les liens évidents de ces substances par l'étude du groupement moléculaire des éléments, et par des transformations directes (hématine et bilirubine transformées en urobiline), on en serait encore aux conjectures. D'ailleurs il faut bien le dire, si ce n'était ces rapprochements chimiques, l'existence d'un principe coloré n'implique pas la préexistence d'un autre principe coloré. Ne voyons-nous pas l'indican principe incolore donner naissance par hydratation à de l'indigo bleu ?

$$C^{26}H^{31}AZO^{17} + 2H^2O = C^8H^5AZO + 3C^6H^{10}O^6.$$

$$\underbrace{\phantom{C^{26}H^{31}AZO^{17}}}_{\text{Indican}} \qquad \underbrace{}_{\text{Bleu d'indigo}} \underbrace{\phantom{3C^6H^{10}O^6}}_{\text{Indiglucine}}$$

Et d'ailleurs comment apparaît l'hémoglobine dans l'embryon des ovipares, si ce n'est par la métamorphose de quelque principe incolore? Comment se forment les principes colorants biliaires, suivant la judicieuse remarque de Brück, chez les crustacés et les mollusques qui manquent d'hémoglobine? Et la matière colorante verte des feuilles qui apparaît sous l'influence de la lumière claire, n'est-elle pas un exemple de la formation des principes colorés souvent aux dépens de corps dénués de coloration.

Il nous reste pour achever cet aperçu critique, à revenir sur les conclusions de M. Horand (voir historique, p. 11) vis-à-vis de l'hématine transformable dans le sang en hémoglobine.

M. Horand fait prendre à un chien de l'hématine par le tube digestif. Chez un autre, il injecte une solution d'hématine dans le torrent circulatoire. Il ne retrouve plus l'hématine dans le sérum du sang de ces animaux. Donc dit-il, l'hématine doit se transformer en hémoglobine.

M. Horand fait alors l'expérience suivante : Il prend 2 litres et demi de sang de bœuf défibriné, représentant approximativement le volume de sang d'un chien du poids de celui soumis à l'expérience physiologique. Il verse une solution de 1 gr. hématine dans 30 gr. Il agite, puis examine au spectroscope quelques gouttes du mélange suffisamment étendues d'eau. Les deux bandes d'hémoglobine seules apparaissent, dit M. Horand ; donc l'hématine s'est transformée en hémoglobine.

Ces conclusions sont complétement fausses, et faute d'avoir observé le fait suivant très-important : *c'est qu'il suffit d'une trace d'hémoglobine en solution dans l'eau pour avoir les deux bandes spectrales caractéristiques de cette substance, tandis qu'au contraire une solution diluée d'hématine ne donne aucune bande.* Dans l'expérience de M. Horand, la simple dilution de son mélange d'hémoglobine et d'hématine ne permet d'apercevoir que la réaction spectrale de l'hémoglobine, beaucoup plus sensible.

M. Horand prépare une solution d'hémoglobine de manière à ne voir que faiblement les deux bandes caractéristiques ; puis il ajoute successivement quelques gouttes d'une solution très-étendue d'hématine alcaline. La bande de l'hématine alcaline apparaît immédiatement, dit cet expérimentateur, pour disparaître presque aussitôt ; d'un autre côté les deux bandes de l'hémoglobine se renforcent et augmentent de plus en plus d'intensité.

Nous avons refait cette expérience avec beaucoup de soin et nous avons remarqué que, si la bande de l'hématine disparaissait, c'était le fait de la simple dilution d'hématine. Comment les deux bandes de l'hémoglobine paraissent-elles augmenter d'intensité? L'explication en est simple, et un examen très-attentif nous a confirmé dans cette manière de voir. Il faut, nous avons dit, une solution assez concentrée d'hématine pour obtenir la bande spectrale caractéristique; or le premier effet des solutions d'hématine que l'on concentre progressivemet par additions de solutions très-riches est d'exercer une action absorbante générale sur l'intensité du spectre. Après ce premier effet d'absorption, on voit peu à peu la bande caractéristique apparaître. Il suffira donc de ce phénomène d'absorption générale amené par les additions progressives d'hématine pour paraître renforcer les bandes de l'hémoglobine.

En ajoutant peu à peu, dit encore M. Horand, une solution d'hémoglobine dans une solution d'hématine alcaline, on voit instantanément les bandes de l'hémoglobine se produire, persister et la bande de l'hématosine alcaline diminuer sensiblement d'intensité et disparaître.

Ici comme précédemment, l'interprétation est fausse. Tenant toujours compte des faits spectroscopiques, sur les solutions d'hémoglobine et d'hématine que nous avons soulignés plus haut, nous dirons: une trace d'hémoglobine dans la solution d'hématine donnera les deux bandes caractéristiques; à mesure qu'on ajoute la solution d'hémoglobine, on dilue celle d'hématine et on arrive finalement à lui enlever sa bande caractéristique qui n'est sensible que dans les solutions concentrées.

Nous concluons de cette étude que l'hématine

ne se transforme pas en hémoglobine, dans les conditions où a opéré M. Horand.

Nous terminerons là cet aperçu de critique physiologique, en nous rappelant les paroles de Cl. Bernard : « Toutes les expériences sont bonnes dans leurs conditions respectives. Tant que les expériences ne sont pas d'accord, c'est qu'il y a une ou plusieurs conditions du phénomène qui ont échappé à l'expérimentateur ; c'est qu'on n'est pas arrivé au déterminisme expérimental, c'est-à-dire qu'on ne connaît pas encore toutes les circonstances dans l'ensemble desquelles se produit le phénomène. C'est là le problème, car la science, selon l'expression de Léonard de Vinci, n'est au fond que l'étude des circonstances des choses. »

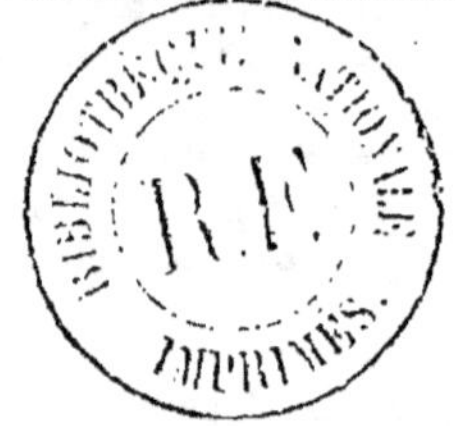

PARIS. — IMP. VICTOR GOUPY, RUE DE RENNES, 71.

www.ingramcontent.com/pod-product-compliance
Lightning Source LLC
La Vergne TN
LVHW012312050726
842524LV00004B/1355